OPUSCULE

MÉDICAL

SUR

LA VILLE DE MARTIGUES,

Par CASTAGNY, Médecin.

> Mille ouvrages volumineux meurent sans être
> regrettés; va donc..... feuille légère et dévouée,
> subir ton destin.
>
> Young.

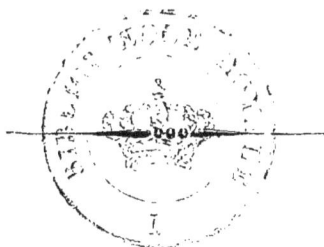

AIX,

Imprimerie de Nicot, Rue du Pont-Moreau, n.º 21.

1835.

AVANT-PROPOS.

Tout le monde sait que l'ancienne Grèce avait élevé un temple au dieu de la médecine ; comme Delphes, Épidaure avait son oracle. Cette ville était le refuge d'un grand nombre de malades, plusieurs y trouvaient leur guérison ; ils en remerciaient Esculape, tandis qu'elle était uniquement le fruit des sages observations de ceux qui desservaient son temple. Mais ce que tout le monde ne sait pas, c'est que dans ce temple était un livre sacré sur lequel on avait inscrit le nom de chaque ville, à côté de ce nom, les maladies qui y étaient le plus fréquentes et le traitement qui avait paru le plus efficace. L'histoire suivante fera sentir toute l'importance de cette institution. Un jeune homme de Samos atteint de douleurs aiguës et qu'aucun moyen n'avait pu soulager, fut conduit par ses parens à Épidaure. Admis dans le temple, les prêtres employèrent en vain une infinité de remèdes ; ce malheureux allait périr, lorsque l'un d'eux se rappela qu'on avait oublié de lui faire la question d'usage : quel pays habitez-vous ? L'omission fut bientôt réparée, le jeune homme prononça d'une voix languissante : j'habite Samos. A l'instant le livre sacré fut ouvert et l'on y lut ces mots : les habitans de cette contrée sont sujets aux maladies de la peau, on les en guérit par les bains de vapeur. Le malade interrogé plus attentivement fit savoir qu'avant l'apparition de ses douleurs, il avait eu quelques croûtes sur la peau qui avaient disparu après un bain de mer. Aussitôt les bains de vapeur furent mis en usage, le jeune homme recouvra la santé, et après avoir déposé une riche offrande sur l'autel du dieu qu'il avait imploré, il s'achemina vers ses foyers, racontant à tout le monde sa guérison miraculeuse. Ne serait-il pas bien utile que chaque ville, chaque commune eût aussi son livre sacré sur lequel chaque homme de l'art écrirait ses observations pratiques ?

Ce recueil pathologique, soigneusement gardé dans les archives, serait un cadastre médical que chaque médecin, nouvellement établi, consulterait avec avantage et où il puiserait à tout moment des renseignemens utiles ; car de même que chaque individu a une organisation spéciale qu'il faut savoir apprécier dans le traitement des maladies, de même chaque pays a une constitution médicale qui lui est propre et qu'il est nécessaire de bien connaître afin de pouvoir saisir la caractère des affections morbides qu'on y rencontre.

Donner un aperçu sur la constitution médicale de Martigues, esquisser à grands traits les maladies qui en dépendent, faire connaître leur spécialité, tel est le but que j'ai voulu atteindre. Si les moyens sont au-dessous de l'intention, je me plais à croire que ceux qui me liront, voudront bien me faire l'application de cette phrase : Si desint vires, tamen est laudanda voluntas.

OPUSCULE

MÉDICAL

SUR

LA VILLE DE MARTIGUES. (1)

« Servaudum id solum, quod observatum
« est, vel ex observatione sequitur. »

BOERHAAVE.

MARTIGUES, charmante petite ville de la Provence,
est située entre deux étangs ; à l'ouest, l'étang
de Caronte qui est contigu à la mer ; à l'est,
l'étang de Berre, majestueuse nappe d'eau qui
baigne plusieurs Communes. Ces deux bassins

---

(1) Au lieu d'un opuscule, j'aurais pu offrir aux habitans
de Martigues un livre, j'avais assez de matériaux pour cela,
mais n'écrivant que pour être utile et non par intérêt, j'ai
dû m'imposer des limites, afin d'amoindrir les frais de
typographie.

I

communiquent ensemble par de petits canaux aux bords desquels une partie de la ville est bâtie ; l'autre partie avoisine de plus ou moins près le grand étang, de telle sorte que chaque rue est un rivage ou peu s'en faut. Rien de plus curieux que cette position. De loin, on croit voir des maisons flottantes, de près, c'est Vénise en miniature. Au sud et au nord s'élève une chaîne de collines qui encadrent gracieusement la cité et ses eaux. Çà et là sont de rians vallons dont la végétation serait des plus riches si quelque courant d'eau en activait la fertilité. Tel est le site du pays dont je vais m'occuper, site charmant qui peut fournir au peintre les plus délicieux paysages, et au poète les plus riantes inspirations.

Ce court exposé géographique doit faire pressentir que Martigues est sous l'influence de conditions atmosphériques particulières ; nous allons tâcher de les faire connaître.

L'évaporation continuelle des eaux qui baignent la ville de toute part, doit nécessairement charger l'air ambiant de vapeurs aqueuses et le rendre fréquemment humide. C'est ce qui se passe en effet. Des expériences hygrométriques que j'ai faites à différentes époques m'ont démontré que cette humidité est constamment plus prononcée à la ville qu'aux environs. L'humidité du sol se joignant à celle de l'air, il en résulte que la plupart des habitations sont humides principalement au rez-de-chaussée.

Au bord de la mer et notamment sur celui des étangs et des canaux qui en proviennent, dans leur bas fond même, s'opèrent fréquemment des décompositions qui donnent naissance à un dégagement d'acide hydrochlorique, substance si abondamment répandue dans les eaux de la mer et dans tous les corps qu'elle imprégne. C'est sans doute à la présence de ce gaz qu'est due l'action corrosive de l'air sur les murs qui sont au voisinage des eaux salées; c'est aussi ce qui explique l'action plus languissante de la végétation dans les mêmes lieux. On dira peut-être que cette opinion est erronée, attendu que l'analyse chimique ne l'a point encore confirmée. Mais ignore-t-on que la chimie, malgré ses brillantes ressources, est souvent impuissante à constater la présence de certains corps répandus dans l'atmosphère. Messieurs Gay-Lussac et Thénard n'ont-ils pas employé en vain leur prodigieux talent à la découverte d'une altération dans les principes constituans d'un air dont l'insalubrité était manifeste? Serait-on mieux fondé à nier l'existence de ce corps dans l'atmosphère des pays maritimes, en objectant qu'on n'y éprouve point le sentiment de malaise dont nous sommes tant incommodés dans nos laboratoires, lorsqu'il s'en dégage une faible quantité. Mais ne sait-on pas que la nature a des façons de procéder bien différentes des nôtres ; ignore-t-on que son laboratoire est immense et ses moyens infinis ? En analysant la plus précieuse de nos pierres, le chimiste sait très-bien nous apprendre que le diamant n'est que du carbonne cristallisé, mais pourrait-il opérer lui-même cette brillante et merveilleuse cristallisation ? Avouons donc que si par rapport à nous la science est grande, majestueuse, elle est par rapport à elle, étroite et mesquine. Ainsi de ce que la présence du gaz acide hydrochlorique est occulte, il ne s'ensuit pas qu'elle ne soit réelle. Le dégagement de ce corps ne se fait probablement qu'avec un extrême lenteur, de telle sorte qu'une molécule est déjà dissoute et intimement combinée avec les élémens atmosphériques avant qu'une autre molécule se soit échappée. Ce gaz ainsi combiné et divisé à l'infini n'est plus propre à affecter péniblement nos organes, mais il modifie l'air de manière à lui faire acquérir une propriété légèrement stimulante. Martigues étant pour ainsi dire dans l'eau salée, il est évident qu'il doit s'y trouver une plus grande masse d'air imprégné d'acide hydrochlorique.

Il suffit de se rappeler la position de notre ville, pour comprendre que les courans d'air doivent y être très-fréquens et conséquemment la température très-variable. En effet, les variations atmosphériques y sont très-brusques. On y éprouve dans toutes les saisons des alternatives de froid et de chaud, de sécheresse et d'humidité, circonstance d'où je ferai découler les faits de la plus haute importance.

Je ne connais dans le terroir de Martigues aucun marais proprement dit, on y rencontre seulement çà et là au bord des étangs quelques petites mares où croupissent des plantes marines, des algues principalement.

Cette digression topographique était nécessaire pour établir d'une manière précise la connexion qui existe entre l'état de l'air et les faits pathologiques les plus ordinaires. Je dois faire observer ici qu'il n'entre point dans mon plan de m'occuper de toutes les maladies que j'ai eu à traiter, mais seulement des plus fréquentes. C'est l'endémie de la ville, c'est son tempéramment, qu'on me passe l'expression, que je cherche à faire connaître.

Pour procéder avec méthode, examinons successivement les modifications atmosphériques que j'ai signalées et de chacune d'elles considérée comme cause prédisposante, fesons découler des phénomènes morbides.

1.º *Humidité de l'air et du sol* : cet état de l'air et du sol ayant pour effet principal de nuire à l'exhalation cutanée, il en résulte que les maladies auxquelles prédispose le mauvais état

de cette fonction sont fréquentes à Martigues ;
ainsi on y rencontre communément celle des
tissus musculaire, fibreux et synovial, comme le
rhumatisme, la goutte et beaucoup de névralgies.

2.º *Gaz*, *acide hydrochlorique en combinaison
avec l'air* : l'expérience a fait connaître que les
pays maritimes et tous les lieux situés au voisinage de la mer sont un séjour nuisible aux
personnes dont les organes pulmonaires sont
irrités. On a également remarqué que les affections de poitrine y sont plus fréquentes.
Comment expliquer ces deux faits, si ce n'est
en admettant que l'air de ces localités a quelque
chose de plus vif, de plus irritant occasionné
par la présence d'un agent particulier, et cet
agent peut-il être autre chose que du gaz acide
hydrochlorique, en trop petite quantité sans
doute, pour être saisi par nos instrumens, mais
suffisant néanmoins pour stimuler légèrement
les poumons et par suite le cœur, et faire
naître par-là une prédominance d'action dans les
fonctions respiratoire et circulatoire. Il y a en
effet chez les habitans de Martigues une plus
grande énergie dans ces deux fonctions, ce qui
explique et l'abondance des constitutions plétho-
riques et la fréquence des maladies auxquelles
prédispose l'excitation des voies aériennes, comme
la péripneumonie, la pleurésie, l'hémoptysie,
le catarrhe pulmonaire, la bronchite et l'angine.

L'apoplexie y est aussi assez commune et cela
n'est pas étonnant, puisqu'elle est ordinairement
le produit d'une circulation trop ardente.

3.º *Changemens brusques de température* : un caractère particulier à Martigues, c'est de présenter
des variations très-sensibles dans la température
et l'état hygrométrique de l'air. Or, quels peuvent
être sur le corps humain les effets de ces fréquentes vicissitudes atmosphériques, de ces alternatives rapides et répétées de froideur et de
chaleur, de sécheresse et d'humidité ? C'est
évidemment d'après l'excellente opinion de M.
Roche, d'y entretenir une alternative continuelle
d'action et de réaction dont il ne tarde pas à
contracter l'habitude, ainsi une impression de
froid vient frapper la peau, celle-ci se crispe
et pâlit ; un instant après la chaleur l'atteint à
son tour, cette membrane s'épanouit et se colore :
ne sont-ce pas là les rudimens des premiers
phénomènes d'une irritation intermittente ? Le
lendemain et les jours suivans ces impressions se
rénouvellent et sont nécessairement suivies des
mêmes effets ; c'est ainsi que s'établit naturelle-
ment l'intermittence. Or, que chez un individu
ainsi modifié plusieurs jours de suite, prédisposé
de la sorte à contracter l'irritation intermittente,
un *stimulus* vienne à agir sur un organe quel-
conque, on conçoit déja sans peine que la
souffrance de cet organe puisse prendre le carac-

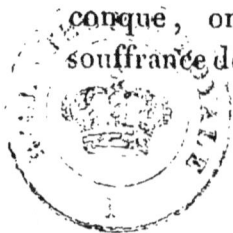

tère de l'intermittence. Eh bien ! c'est ce qui se
passe à Martigues dans la généralité des cas.
Aussi je ne crains pas d'affirmer que les trois
quarts au moins des maladies y prennent le
caractere intermittent. Cette intermittence, il est
vrai, n'est pas franche, elle est en quelque
sorte masquée, et il faut un certain tact, une
certaine habitude pour la saisir, mais il est vrai
de dire qu'elle existe presque toujours, et c'est
une circonstance fort heureuse, je dirai même
un privilége pour le pays, puisque le traitement
en devient plus simple et la guérison plus facile.
Je dis qu'il faut un certain tact pour la saisir ;
en effet, cette intermittence est à peine sensible,
elle n'est marquée ni par des accès ni par des
apyrexies, elle ne consiste qu'en de légères
exacerbations sans périodicité. Il n'y a pas,
comme on pourrait le croire, cessation et retour
de la maladie ou bien continuité avec exas-
pération à des heures fixes, c'est seulement une
irrégulière série de mieux et de plus mal ; en
d'autres termes, c'est une maladie à symptômes
continus, mais qui varient à tout moment en
force et en faiblesse. Émettons donc bien haut
cette vérité pratique, que dans cette ville, toutes
les fois qu'une irritation, quel que soit son siége,
présente des alternatives fréquentes de bien et
de mal, que ces alternatives soient régulières ou
non fortes ou faibles, il faut la considérer comme

intermittente , la traiter comme telle et presque toujours le succès couronnera l'œuvre. Je ne saurais trop répéter que les trois quarts des maladies qui se développent à Martigues sont des maladies intermittentes auxquelles je donne le nom de fausses , pour les distinguer des intermittentes vraies ou marécageuses qui en diffèrent sous plusieurs rapports. Les premières sont des affections de différent genre et de différent siége , pouvant naître d'une foule de causes, mais essentiellement sous la dépendance d'une influence atmosphérique spéciale qui a introduit dans l'économie une véritable habitude d'excitation et de sédation alternatives , qui se conserve dans la manifestation des phénomènes morbides. Ce ne sont point des accès ni des paroxysmes qui constituent leur intermittence , elle ne consiste qu'en une oscillation continuelle dans la force ou la faiblaisse des symptômes. Les secondes sont des affections spéciales dépendant d'une cause spécifique , le dégagement des effluves marécageux, caractérisées par l'apparition, à des heures fixes, d'un accès ou d'un paroxysme qui est suivi et précédé d'un état plus ou moins tranquille, auquel on a donné le nom d'apyrexie ou de rémission. Ces affections proprement dites marécageuses sont très-rares à la ville , un peu moins à la campagne.

Après avoir énuméré les principales maladies que l'on rencontre à Martigues et signalé leur physionomie la plus ordinaire, il me reste à faire connaître les méthodes curatives qui m'ont paru les meilleures, commençons par les lésions des tissus musculaire, fibreux et synovial.

La myosite ou inflammation des muscles, quand elle est légère et occasionnée par un refroidissement subit, céde presque toujours à l'emploi d'un sinapisme appliqué bien chaud sur la partie douloureuse. J'ai guéri de cette manière un grand nombre de pleurodynies, de lumbagos et de psoïtes. Plus intense, il est rare qu'elle résiste à une large saignée suivie de l'application d'un cataplasme aromatique légèrement soupoudré de camphre. Pour seconder ces moyens, je prescris le séjour au lit et l'infusion de sureau pour boisson ; j'ai observé beaucoup de pleurodynies intermittentes, je les ai traitées avec avantage par la saignée et la quinine. Pendant l'hiver rigoureux de 1829, M. Sombret fut atteint d'une pleurodynie excessivement violente. La douleur occupait tout le côté droit du thorax, le décubitus sur cette partie était impossible, la respiration était très-gênée, il y avait fièvre. Le diagnostic étant bien établi, je pratiquai d'abord une large saignée et je fis appliquer immédiatement après un sinapisme brûlant sur le point douloureux, six heures

après, diminution de la douleur qui auparavant
était atroce ; soulagement toute la nuit, le lendemain récrudescence, anxiété extrême, dès lors
prescription de vingt grains de quinine, guérison.

Dans le traitement de la myosite chronique,
il m'a semblé plus efficace d'avoir recours aux
ventouses scarifiées, qu'aux exutoires, ainsi qu'aux
topiques opiacés.

L'arthrite ou rhumatisme articulaire est très-
commun à Martigues, mais il y est rarement
intense, rarement il détermine la réaction ; il
est plus fréquent à l'état chronique qu'à l'état
aigu, presque toujours il est intermittent. Quand
il est léger, que l'articulation est à peine rouge,
faiblement engorgée, qu'il n'y a pas fièvre, le
sinapisme est encore indiqué et doit même sé-
journer plus long-temps, mais si l'inflammation
est établie dans les ligamens et les capsules
fibreuses, s'il y a réaction, les évacuations
sanguines générales et locales, puis la méthode
révulsive, telle est la médication qui m'a paru
la plus fructueuse. Je ne suis parvenu à guérir
plusieurs malades atteints de rhumatismes aigus
qui avaient résisté aux débilitans de toute espèce,
qu'en leur fesant administrer des lavemens fortement purgatifs. Les applications narcotiques
et les sangsues ne fesaient que déplacer le mal
qui se portait d'une articulation à l'autre. L'opium

à l'intérieur m'a été plus souvent nuisible qu'utile, et ce n'est pas sans danger que j'ai eu recours une seule fois à la méthode de Razori.

Une large saignée et puis la quinine m'ont constamment valu du succès dans le rhumatisme intermittent, et il faut convenir qu'il a presque toujours ce caractère. C'est pourquoi Gianini et tant d'autres médecins ont tant préconisé l'emploi du quinquina dans le traitement de cette affection.

J'ai traité rarement par les sangsues, plus souvent par les ventouses scarifiées et les fortes révulsions intestinales, le rhumatisme chronique, et j'ai eu lieu d'en être satisfait. Je ne saurais donner mon avis sur l'emploi de l'huile de térébenthine conseillé par M. Martinet ni sur celui de l'électricité et du magnétisme, moyens dont je n'ai point encore fait usage. Mais je crois utile de dire que la plupart des onguens, des emplâtres et des linimens auxquels on a si souvent recours, sont d'une faible utilité, et qu'il faut leur préférer les exutoires.

La goutte qui est aussi un rhumatisme articulaire m'ayant toujours paru une affection essentiellement intermittente, puisqu'elle n'a lieu que par attaques et que bien souvent ces attaques se correspondent, j'ai toujours pensé qu'il serait convenable de conseiller à ceux qui en sont atteints, de se mettre à l'usage de la quinine, quinze ou vingt jours avant l'époque présumée de son retour. Quant à la conduite à tenir pendant la durée de l'attaque, la plus simple m'a paru la meilleure. Ainsi la saignée, les sangsues, les applications émollientes et sédatives, valent certainement mieux que cette foule de remèdes tant vantés par les polypharmaques anciens et modernes. Au reste, n'est-il pas démontré que c'est principalement le régime et la rigoureuse observation des préceptes hygiéniques qui forment la base du traitement. Ainsi le meilleur conseil que l'on puisse donner aux goutteux, c'est de les engager fortement à ne jamais perdre de vue l'origine de leur mal ; n'oubliez pas, faut-il leur dire souvent, que la goutte est fille de Bacchus et de l'amour ; ils sauront alors que les excès dans les plaisirs lubriques et ceux de la table, leur sont infiniment nuisibles.

Il est peu de pays, je crois, où l'on rencontre autant de névralgies qu'à Martigues. L'humidité des habitations et surtout la fréquence des courans d'air, en sont la principale cause. Les deux plus communes sont : celle qui a son siége dans le nerf *femoro poplite*, autrement dit sciatique, et celle qui occupe la branche maxillaire inférieure du nerf trifacial. Cette dernière est souvent confondue par les habitans avec l'odontalgie, à ce point que la plupart de ceux qui en sont atteints, sont toujours prêts à se faire arracher leurs dents, et le médecin a quel-

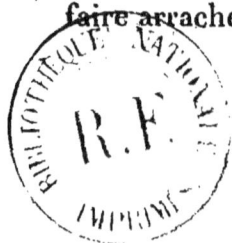

2

quefois de la peine à les désabuser. A l'état aigu, les névralgies étant toujours intermittentes, on ne doit pas hésiter à les traiter par la saignée et la quinine. M. Sibour fut atteint l'an passé d'une névralgie *orbito frontale* qui le désespérait presque. Je lui fis prendre vingt grains de quinine, il fut radicalement guéri en quelques heures. C'était pour lui un enchantement ; six mois après le mal reparut, et le même moyen fut suivi du même succès. Pendant le paroxysme de ces affections, j'emploie le plus ordinairement les topiques opiacés, les frictions éthérées, et je ne dédaigne pas d'avoir recours au remède banal du pays, qui consiste en un emplâtre d'extrait gommeux d'opium que l'on applique sur la région temporale.

A l'état chronique, les névralgies m'ont paru moins réfractaires à l'emploi des sangsues, des ventouses scarifiées et des bains de vapeur, qu'à celui des moxas, des vésicatoires et des linimens irritans.

Je vais m'occuper maintenant de lésions pathologiques d'une autre espèce et auxquelles j'attache une plus haute importance. J'ai dit au commencement de cet ouvrage, que chez les habitans de Martigues, en général, la fonction respiratoire et celle de la circulation qui lui est intimement liée, étaient douées d'un surcroît d'action, en vertu de la propriété légèrement stimulante de l'air qu'ils respirent; cela ne pouvant avoir lieu sans que les organes de ces deux fonctions soient doués d'une plus grande irritabilité, il en résulte que c'est principalement sur eux que les agens morbifiques portent leur action ; de là vient la fréquence des maladies inflammatoires, surtout de celles qui ont leur siége dans les voies aériennes. Mais j'ai montré en même temps que ces maladies étaient sous la dépendance d'une influence atmosphérique spéciale qui établit dans l'économie une habitude d'intermittence. De tout cela ne faut-il pas conclure que l'irritation attaque ici de préférence les poumons, la plèvre, le larynx et généralement tous les organes contenus dans la poitrine ; de plus, que cette irritation est plus souvent intermittente que continue. Je déclare que depuis sept ans que j'exerce la médecine dans ce pays, les affections de poitrine à type intermittent sont celles que j'ai rencontrées le plus souvent, mais je déclare aussi, et la vérité m'en fait un devoir, que ce n'est qu'au bout d'un certain temps et qu'après de longues méditations, que je suis parvenu à en saisir le vrai caractère. Appelé près d'un malade offrant tous les symptômes d'une violente péripneumonie, tels que point de côté, toux, crachement de sang, oppression, fièvre et qui d'ailleurs me semblait continue ; car je ne pouvais admettre qu'un alternat de faiblesse et de gravité dans ces symptômes, constituât l'intermittence, j'employais la méthode débilitante dans toute sa rigueur et j'éprouvais des revers. Comment croire qu'il m'était permis de traiter une maladie si éminemment inflammatoire, autrement que par la saignée, puis encore la saignée, les sangsues, puis encore les sangsues. Avant que l'expérience m'eût éclairé, j'aurais frémi à l'idée de donner la quinine à hautes doses dans une phlegmasie aussi intense et dont le type paraît continu. Qu'on amène ici un praticien distingué, mais étranger à la constitution médicale de la ville, et qu'on lui dise : voilà une péripneumonie, voulez-vous guérir, saignez et donnez la quinine ! voilà une angine, saignez et donnez la quinine, ne s'écriera-t-il pas : je vais tuer mon malade, car je ne vois point là une intermittente pneumonique, une intermittente pernicieuse ; je ne vois, ni accès, ni paroxysmes, ni apyrexie, ni rémission ; mais fort de mon expérience, je lui dirai toujours : saignez et donnez la quinine, si vous voulez guérir. Je ne suis pas sûr qu'il voulût m'écouter, et il faudrait sans doute plus d'un essai pour le convaincre. Eh ! bien, ces essais, je les ai fait maintes fois, j'ai traité par cette méthode, je ne sais combien d'affections de poitrine, et c'est parce qu'elle m'a très-rarement failli, que je pose la règle suivante :

La péripneumonie, quelle que soit sa violence,

quand elle présente de fréquentes alternatives de
bien et de mal, que ces alternatives soient fortes
ou faibles, périodiques ou non, la péripneumonie, dis-je, doit être combattue par les éva
cuations sanguines et la quinine à haute dose
que l'on fait prendre en lavement si les symptômes d'irritation gastrique sont très-marqués.
Celui dont je prescris l'usage est ainsi composé :
décoction de quinquina, une livre; quinine,
vingt grains; extrait gommeux d'opium, un grain.
Je le fais donner en deux temps et je le renou-
velle jusqu'à ce que la maladie soit enrayée.
Inutile de faire observer que je ne néglige aucun
des moyens secondaires usités en pareil cas. En
se conduisant ainsi, on a le bonheur de faire
disparaître comme par enchantement, une inflammation des plus redoutables et qu'au premier
abord on croirait devoir être entretenue, si ce
n'est doublée, par ce mode de traitement.

Les mêmes préceptes sont applicables à la
pleurésie, la bronchite, l'angine et généralement
toutes les phlegmasies aiguës des voies aériennes;
faute de s'y soumettre, on court le risque d'é-
prouver beaucoup de revers. C'est ainsi que j'ai
vu périr un jeune officier de santé des environs
atteint d'une angine qui devint rapidement mor-
telle. Après l'avoir copieusement saigné, je re-
connus l'intermittence et je lui proposai de prendre
vingt grains de quinine, il me répondit attendons,

je préfère les sangsues ; le lendemain il était trop tard , l'inflammation était devenue gangréneuse , et la mort ne tarda pas à venir.

L'apoplexie qui fait ici quelques victimes est aussi une maladie accessible aux moyens que j'indique. Quelques individus , avant d'en être frappés , éprouvent pendant plusieurs jours et quelquefois à une certaine heure , une légère céphalalgie, quelques petits vertiges ; ces symptômes précurseurs ne semblent-ils pas avertir que le danger n'est pas loin et qu'il convient d'agir. Une saignée et quelques grains de quinine administrés à cette époque, ne préviendraient-ils pas souvent une mort foudroyante !

Je ne dirai rien des maladies intermittentes vraies ou marécageuses , rien n'est plus banal que l'étiologie, le diagnostic et le traitement de ces affections. La seule observation qu'il me paraît utile de faire est celle-ci : l'inflammation de la muqueuse digestive, quelque prononcée qu'elle soit, ne contr'indique pas l'emploi de la quinine, seulement il faut qu'elle soit précédée d'une abondante saignée. Je ne suis parvenu à guérir M. Aubran , aubergiste au port de Bouc , atteint d'une intermittente vraie avec inflammation de la muqueuse digestive , tellement violente, que les douleurs étaient atroces et la moindre pression insupportable , qu'on administrant la quinine et en discontinuant promptement le traitement antiphlogistique.

COROLLAIRE.

Les habitans de Martigues étant sous l'influence d'une atmosphère fréquemment humide, d'une température très-variable et douée d'une propriété légèrement stimulante, il en résulte que les maladies auxquelles ils sont le plus sujets, sont celles auxquelles prédispose la langueur de l'exhalation cutanée et le surcroît d'action des organes respiratoires ; il en résulte aussi que ces maladies sont éminemment inflammatoires et presque toujours intermittentes, et qu'il faut les combattre par les évacuations sanguines et le sulfate de quinine.

La guérison des maladies ne constitue pas seule la science médicale, elle consiste encore à savoir les prévenir. Sénèque a dit avec raison : *Pluris est sustinere labantem quàm lapsum erigere.* Je crois donc convenable de donner ici quelques préceptes hygiéniques, propres à empêcher le retour des différentes affections dont je viens de tracer l'histoire.

Les personnes sujettes aux rhumatismes doivent

bien se garder d'habiter le rez-de-chaussée de leur maison, en hiver surtout, à défaut, elles doivent faire en sorte d'atténuer le pernicieux effet de l'humidité qui y règne, en appliquant sur le sol et les murs, des corps qui puissent l'intercepter, comme des planches, des nattes ou autres objets de même nature. Outre les vêtemens ordinaires, elles doivent constamment porter sur la peau, des tissus fins de coton ou de laine, afin d'y entretenir une temperature uniforme, et favoriser par-là, la fonction perspiratoire. Il faut qu'elles prennent le plus grand soin à ne point garder sur elles des vêtemens mouillés et surtout à ne point se plonger dans l'eau froide, quelque chaleur qu'il fasse. Le tempéramment sanguin se liant presque toujours à la diathèse rhumatismale, le régime doux est celui qu'elles doivent préférer, car rien ne leur est plus nuisible que l'usage des alimens de haut goût et des boissons alcoholiques. Je tiens pour très-utile l'emploi d'une petite saignée pratiquée tous les ans, soit au printemps, soit en automne. Quoiqu'on ait pu dire, je soutiens que les saignées, dites de précaution, sont indispensables à certaines constitutions, afin de prévenir une maladie grave.

Les mêmes préceptes sont applicables aux gens atteints de la goutte. C'est à eux surtout qu'il importe de bien se persuader que la plus grande sobriété leur est nécessaire, rien ne leur est plus utile, plus indispensable que l'adoption d'un régime doux et frugal. Afin de bien les en convaincre, je vais citer les paroles d'un médecin distingué : « Tout goutteux qui veut guérir, dit M. Sanson, doit sans hésiter se mettre au régime végétal et à l'eau. » Tous les hommes qui ont eu le courage de le faire ont vu peu à peu les attaques s'éloigner, diminuer d'intensité et finir enfin par disparaître sans retour. Mais combien d'hommes sont capables d'une telle résolution, presque tous préfèrent souffrir à cesser de satisfaire leur gourmandise. Pourquoi y renonceraient-ils d'ailleurs ? La goutte n'est-elle pas incurable, et les médecins ne leur repètent-ils pas chaque jour cette sentence absurde, si bien d'accord avec leur sensualité ? Il faut aussi qu'ils aient le courage de s'imposer la plus grande modération dans les plaisirs amoureux. Celse a dit, en parlant de la goutte, *Venus semper inimica est.* Un exercice doux et habituel est encore pour eux une condition de santé. On ne saurait trop leur recommander l'usage d'une chaussure chaude et imperméable. Un très-bon moyen pour empêcher le refroidissement des articulations atteintes, ce qui est une cause fréquente de rechûtes, est celui qui a été indiqué par le professeur Rildembrand de Pavie. Il consiste à porter en toute saison, des chaussons en taffetas gommé.

Les personnes sujettes aux névralgies faciales, doivent éviter les courans d'air et les refroidissemens subits ; elles ne doivent jamais s'exposer à un air frais ou humide, sans avoir la tête suffisamment couverte.

Les vicissitudes atmosphériques et les refroidissemens subits étant principalement nuisibles aux personnes sujettes aux phlegmasies des organes thoraciques, à celles qui, comme on dit, ont la poitrine délicate, celles-ci doivent s'habiller de manière à ne jamais être prises au dépourvu, et pour cela, il faut qu'elles portent en tout temps un gilet de flanelle ; mais qu'elles sachent bien qu'il ne faut jamais s'en dépouiller, même dans les grandes chaleurs ; il vaudrait mieux, nous dit le médecin Deslandes, n'avoir jamais pris la flanelle que de la quitter un instant.

FIN.

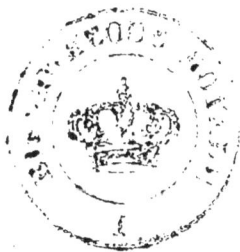

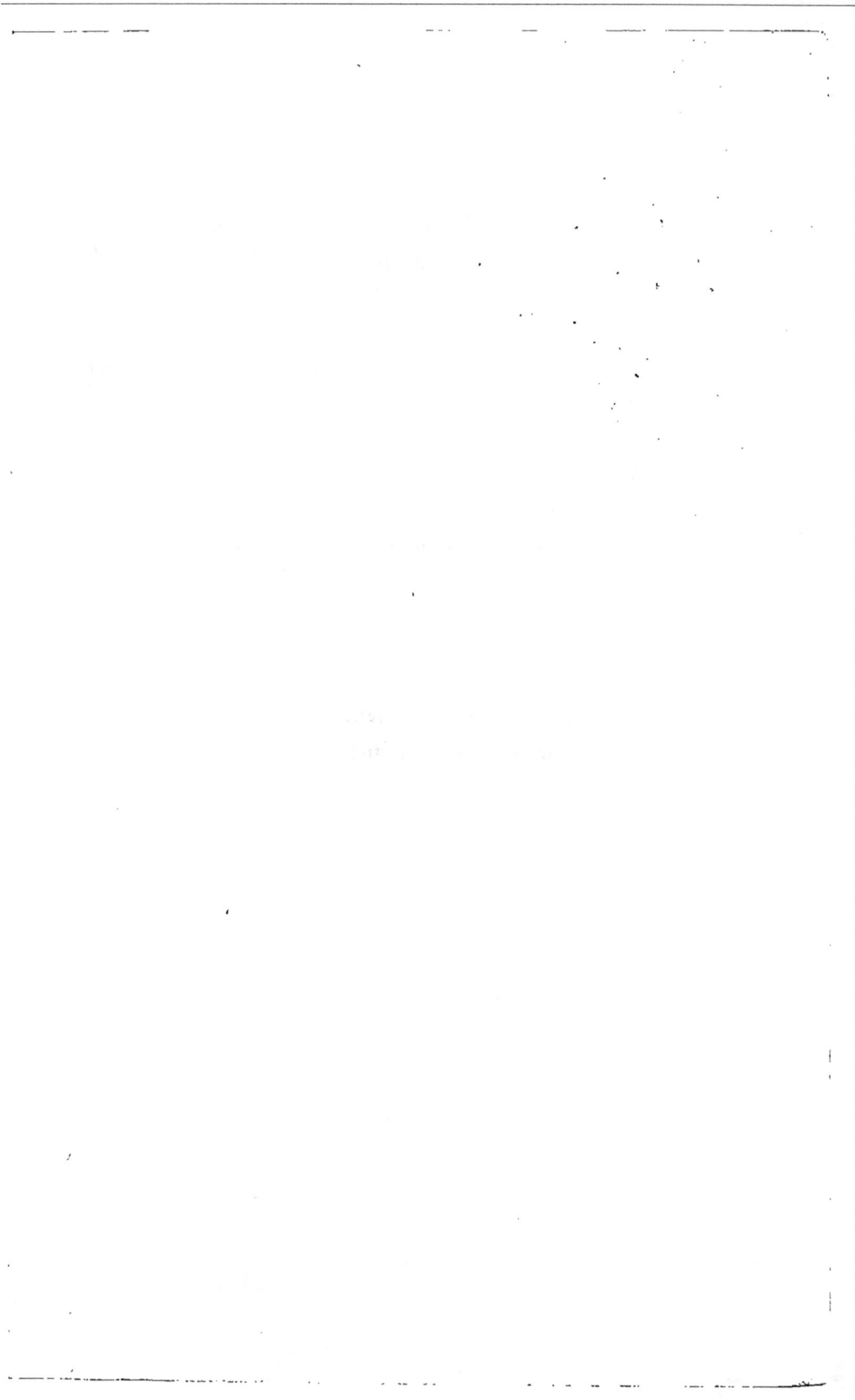

www.ingramcontent.com/pod-product-compliance
Lightning Source LLC
Chambersburg PA
CBHW060510200326
41520CB00017B/4980